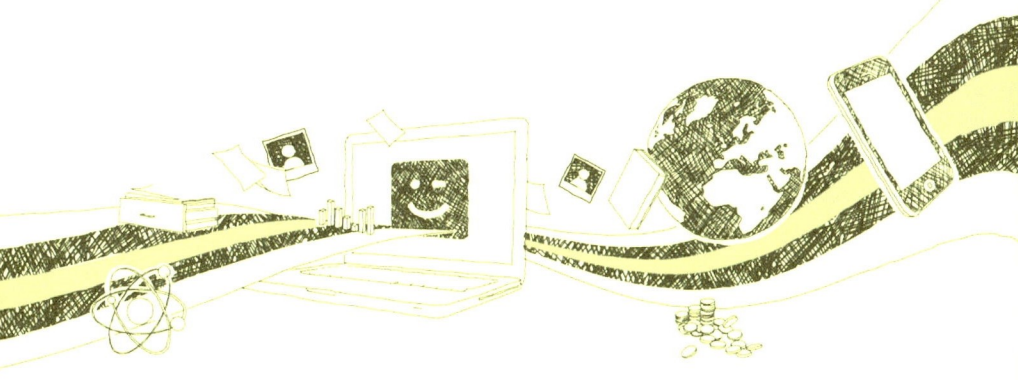
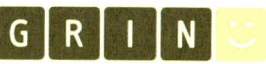

Fabian Renger

Juristische Aspekte im MVZ unter Unternehmensführungsgesichtspunkten

GRIN Verlag

Bibliografische Information der Deutschen Nationalbibliothek:

Die Deutsche Bibliothek verzeichnet diese Publikation in der Deutschen National-
bibliografie; detaillierte bibliografische Daten sind im Internet über http://dnb.d-
nb.de/ abrufbar.

Impressum:

Copyright © 2013 GRIN Verlag GmbH
Druck und Bindung: Books on Demand GmbH, Norderstedt Germany
ISBN: 978-3-656-55216-1

Dieses Buch bei GRIN:

http://www.grin.com/de/e-book/265632/juristische-aspekte-im-mvz-unter-unterneh-
mensfuehrungsgesichtspunkten

1

Juristische Aspekte im MVZ unter Unternehmensführungsgesichtspunkten

Fabian Renger, M.A.

Zusammenfassung:

Mit der Einführung Medizinischer Versorgungszentren (kurz: MVZs) im Zuge der Gesundheitsreform 2004 hat der Gesetzgeber einen weiteren entscheidenden Schritt unternommen, den enormen Kostenanstieg auf dem deutschen Gesundheitsmarkt entgegenzuwirken, ohne dabei einen Qualitätsverlust, bezüglich der medizinischen Versorgung in Kauf nehmen zu wollen.[1]

8 Jahre nach diesen Änderungen haben sich in Deutschland mittlerweile über 1.000 MVZs etabliert und sind aus der medizinischen Versorgungsstruktur nicht mehr wegzudenken. Und dies aus folgenden Gründen: Die Synergieeffekte aus diesen Kooperationsformen sind deutlich erkennbar, die Vorteile, z.B. aus der fachübergreifenden Tätigkeit unter

---

[1] Vgl. Lindlar, (2007), Management Medizinischer Versorgungszentren, Arbeitsbericht Nr. 9, Köln, URL: http://www.econbiz.de/archiv/k/uk/sgesundheit/management_medizinischer_versorg ungszentren.pdf, (Stand: 14.11.2012), Renger, (2012e), Der Umsatz im MVZ unter Unternehmensführungsgesichtspunkten, in: GRIN

einem Dach werden klar ersichtlich und die Flexibilität der Ärzte wird durch diese Struktur offensichtlich gefördert.[2]

Inhaltsverzeichnis:

1 Ausrichtungsmöglichkeiten eines MVZs

Im Gegensatz zu den vergleichsweise restriktiven Ausrichtungsmöglichkeiten in den traditionellen Kooperationsformen bietet das MVZ eine große Anzahl von möglichen Konstellationen, die im Folgenden näher betrachtet werden. Da auch auf diesem Gebiet noch nicht alle juristischen Grauzonen beseitigt werden konnten, muss die

---

[2] Vgl. Renger, (2012e), S. 1-2

Aufzeichnung sich auf einen fundierten Überblick auf der Basis des gegenwärtigen Forschungsstandes konzentrieren.[3]

Zur Umsetzung der gesetzgeberischen Ziele der besseren Vereinbarkeit von Familie und Beruf über eine Flexibilisierung der beruflichen Betätigungsmöglichkeiten und der besseren Bewältigung örtlich auftretender Unterversorgungssituationen[4] wurde durch das Vertragsarztrechtsänderungsgesetz[5] (VÄndG) § 19a Ärzte-ZV eingeführt.

Dieses Gesetz hat direkte Auswirkungen auf die Situation der MVZs.

Fachübergreifend ist ein Medizinisches Versorgungszentrum (MVZ) nur dann, wenn im MVZ mindestens zwei verschiedene Facharztgruppen vertreten sind. Mit Inkrafttreten des Vertragsarztrechtsänderungsgesetz (VÄndG) zum 1.1.2007 ist diese Regelung aber insoweit gelockert worden,

---

[3] Vgl. Pelleter, Sohn, Schöffski, (2005), Medizinische Versorgungszentren – Grundlagen, Chancen und Risiken einer neuen Versorgungsform, Schriften zur Gesundheitsökonomie, Band 7, HERZ Verlag

[4] Vgl. BT-Drucks. 353/06, S. 45, zit. nach: Frehse, M., (2011), in: GesundheitsRecht 5/2011 – Rechtsfragen der vertragsärztlichen Teilzulassung nach § 19a Ärzte-ZV, S. 278-283

[5] Vgl. Gesetz zur Änderung des Vertragsarztrechts und anderer Gesetze v. 22.12.2006, in Kraft getreten am 01.01.2007, zit. nach: Frehse, M., (2011), in: GesundheitsRecht 5/2011 – Rechtsfragen der vertragsärztlichen Teilzulassung nach § 19a Ärzte-ZV, S. 278-283

als es nun ausreicht, dass zwei Fachärzte über unterschiedliche Schwerpunktbereiche verfügen.[6]

Durch das VÄndG ist in § 121a SGB V nunmehr direkt im Gesetz die Eventualität disponiert, dass ein MVZ die Genehmigung zur Durchführung gezielter Geschäftserhaltungsmaßnahmen hat. Nachdem in der Praxis schon das Erfordernis gesehen und eine entsprechende Anwendung des § 121a SGB V auf MVZ für sinnvoll angenommen wurde, ist nunmehr eine Klärung erwogen worden und es sollen MVZs als zugelassene Leistungserbringer im in diesem Sinne schaffend wirken.[7]

Die ärztliche Leitung im MVZ steht nicht im Widerspruch zur gleichzeitigen Leitung durch einen Kaufmann. Vor allem beim Grundtyp Krankenhaus-MVZ scheint dieses Prinzip bisher am ehesten zu funktionieren.
Die Gesellschafter müssen zudem aktive Leistungserbringer im Bereich der GKVen sein. Der Gesellschaftsvertrag muss daher Vorkehrungen treffen, dass Gesellschafter sich nach Beendigung der aktiven Tätigkeit aus der Gesellschaft verabschieden, damit nicht das MVZ seine Zulassung verlieren muss.

---

[6] Vgl. http://mvz-recht.de/, (Stand: 14.08.2011)

[7] Vgl. Halbe, B., Jeibmann, M., et. al, (2011), Medizinische Versorgungszentren: rechtliche, steuerliche und betriebswirtschaftliche Aspekte bei Gründung und Gestaltung, S. 2-157

Die Effizienz einer bestehenden Verfügungsstruktur hängt also von zwei Parametern ab: Der Ausgangsituation bei der Verteilung der Rechte und der Art des Wandels.[8]

Dass die Berechtigung zur MVZ-Gründung eingeschränkt werden soll, ist als Absichtsbekundung der Regierungsfraktionen bereits als Bestandteil des Koalitionsvertrages von 2009 enthalten.

Die dazu widersprüchlich geführte Debatte hatte einen Kabinettsentwurf zum Resultat, nach dem zukünftig nur noch zugelassene Ärzte und Krankenhäuser sowie gemeinnützige Träger, die hinsichtlich der notwendigen Ermächtigung oder eben der Zulassung an der Versorgung der Versicherten partizipieren, gründungsberechtigt sein sollten. Die als letztes erwähnte Ausnahmeklausel erwirkte im genau betrachtet beispielweise gemeinnützigen Dialyseträgern die MVZ-Gründung zu ermöglichen (Konzern-MVZ).

In Anbetracht der Erkenntniszuführung entwickelte sich jedoch noch eine zusätzliche Aufweichung des Ausschlusses dritter Träger, mit der unabhängig von der Gemeinnützigkeitsbedingung den Trägern

---

[8] Vgl. Erläuterung zum GKV-Versorgungsstrukturgesetz aktualisiert am 15. Und 20. Dezember 2011 verfasst am 23./24. November 2011, Bund medizinischer Versorgungszentren, (BMVZ)

gemeinschaftlich die Dialyseleistungen nach § 126 SGB V die MVZ-Weiterführungsberechtigung auch rechtlich zugeordnet werden soll.

2 Rechtliche Grauzonen im Bezug auf die stille Gesellschaft

Im Hinblick auf § 23a Abs. 1 S. 4 lit. C) MBO-Ä (Musterberufsordnung für Ärzte) drängt sich die Frage auf, warum das Berufsrecht jegliche Partizipation Dritter an ärztlichen Kapitalgesellschaften sowie Arbeitsverhältnisse mit berufsfremder Beteiligung auf Arbeitgeberseite komplett abgewiesen.

Andererseits werden zu passiven Beteiligungen an einer Einzelpraxis, einer Ärzte-GbR oder Ärzte-PartG nur sehr rudimentäre Aussagen gemacht.[9]

Das Sozialgesetzbuch hat der daraufhin erhobenen Klage stattgegeben und unter Aufhebung des Bescheides des Beklagten festgestellt, dass die Vergabe der ärztlichen Leitung des MVZs legitim gewesen sei.

---

[9] Köbler, S., (2011), Die Beteiligung Berufsfremder an Arztpraxen, Apotheken und anderer Heilberufsunternehmen – Fremdbesitz / Fremdbetrieb / Fremdnutzung, S. 306-307, (Diss. Uni Mannheim 2010), Duncker & Humblot, Berlin

Den Vorschriften über die Einrichtung und organische Ausgestaltung von MVZs können unwichtig werden in der Hinsicht, dass die Aufgaben vom ärztlichen Leiter selbst bearbeitet werden sollten.

2.1 Die Bewertung eines MVZs

Mit der Gesundheitsreform 2004 wurde die Gründung von **Medizinischen Versorgungszentren (MVZ)** möglich. Seit diesem Zeitpunkt sind mehr als 1.000 MVZs in ganz Deutschland gegründet worden. Entsprechend gewinnt die Frage wie der Wert bei einem Eigentümerwechsel bzw. bei einem Verkauf beurteilt wird, immer mehr an Bedeutung. [10]

Mit dem Gesundheitsstrukturgesetz (2004), dem Vertragsarztrechts-Änderungsgesetz (VÄndG) von 2007 sowie dem am 01.01.2012 in Kraft getretenen Versorgungsstrukturgesetz sind deutlich zusätzliche Möglichkeiten für Ärzte und Arztpraxen gegeben, sich organisatorisch als Unternehmen zu platzieren.

---

[10] Vgl. http://www.klock-kuechler.de/bewertung_mvz.htm, (Stand: 23.11.2013)

2.2 Welche Methode ist für die Bewertung eines MVZs heranzuziehen?

Mit dem Gesundheitsstrukturgesetz (2004), dem Vertragsarztrechts-Änderungsgesetz (VÄndG) aus dem Jahre 2007 sowie dem am 01.01.2012 in Kraft getretenen Versorgungsstrukturgesetz sind deutlich erweiterte Perspektiven für Ärzte und Arztpraxen gegeben, sich organisatorisch als Unternehmen aufzustellen. Die wichtigsten Möglichkeiten die nunmehr bestehen sind:

- Anstellung von Ärzten
- Eröffnung von Zweigniederlassungen
- Überörtliche Gemeinschaftspraxen
- Teilgemeinschaftspraxen

Mit diesen Organisationsformen absolvieren – verbunden mit bereits seit längerem existierenden Formen - die

- Medizinischen Versorgungszentren (MVZ),
- Gemeinschaftspraxen,
- Praxisgemeinschaften,
- IGeL-Center
- Apparategemeinschaften

die Versorgungsaufträge.[11]

Es gibt eine Vielfalt von Möglichkeiten, die ärztliche Zusammenarbeit in medizinischer wie wirtschaftlicher Hinsicht zu verbessern. Doch kann sich im Geflecht vielfältiger Gesetze, Regelungen und Verordnungen auch so mancher Fallstrick verbergen.

Für jede Unternehmensbewertung gilt, dass der Wert des Unternehmens von den Erträgen (Gewinnen) abhängt, die in Zukunft erwirtschaftet werden können. „Gewöhnliche" Unternehmen werden üblicherweise nach dem Ertragswertverfahren bewertet, welches z. B. im Standard S1 des Instituts für Wirtschaftsprüfer im Detail beschrieben ist.

Für die Bewertung von Arzt- und Zahnarztpraxen hat sich das modifizierte Ertragswertverfahren sowohl in Fachkreisen als auch in Literatur und Rechtsprechung durchgesetzt. Dies ist stringent, da nur diese Methode fundamentale Voraussetzungen, die im Rahmen einer Praxisbewertung zu erfüllen sind (betriebswirtschaftliche Korrektheit,

---

[11] http://www.medizinerconsulting.de/kooperationen.html, (Stand: 23.11.2013)

juristische Anerkennung und gutachterliche Klarheit) gewährleisten kann.[12]

3 Modifiziertes Ertragswertverfahren vs. reines Ertragswertverfahren

Das modifizierte Ertragswertverfahren entspricht in weiten Teilen dem Ertragswertverfahren, berücksichtigt jedoch die Besonderheiten der freiberuflichen ärztlichen Tätigkeit, vor allem die **Personengebundenheit** der Leistungserbringung sowie die Vergütungsverordnungen.

Bei der Bewertung von MVZs stellt sich die Frage, ob das (reine) Ertragswertverfahren angewendet werden muss oder die modifizierte Methode. Diese Frage kann nicht pauschal, sondern nur im konkreten Einzelfall beantwortet werden. Ein wichtiger Gesichtspunkt hierbei ist die **Patientenbindung**, d. h. ob eine persönliche Bindung zwischen den Ärzten des MVZs zu den Patienten besteht und wieweit diese bei einem Verkauf des MVZs berührt bzw. gestört wird. Es ist

---

[12] http://www.klock-kuechler.de/bewertung_mvz.htm, (Stand: 23.11.2013)

beispielsweise ein erheblicher Unterschied, ob ein Krankenhaus als Eigentümer das MVZ veräußert oder Ärzte gleichzeitig als Eigentümer fungieren und das MVZ nach einem Verkauf verlassen.[13]

3.1 Beachtung steuerlicher und rechtlicher Konsequenzen bei einem MVZ-Verkauf

Neben der Wertermittlung sind bei einem MVZ-Verkauf eine Reihe steuerrechtlicher und rechtlicher Aspekte zu beachten. Wird ein MVZ beispielsweise als GmbH betrieben, so kann das MVZ als **bilanzierungspfplichtiges** Unternehmen bei der Aufbau der **Jahresabschlüsse** (Bilanz, GuV, Anlagespiegel und Lagebericht) bilanzpolitisch motivierte Entscheidungen treffen wie zum Beispiel bei der Ausübung steuerliche Wahlrechte.

---

[13] http://www.klock-kuechler.de/bewertung_mvz.htm, (Stand: 23.11.2013)

13

Aus diesem Grund ist für eine sachgerechte Wertermittlung nicht nur vertieftes **bilanzanalytisches Know How** gefordert, sondern auch fundiertes Wissen aus dem Bereich des Gesundheitswesens (hier insbesondere Zulassungsrecht, Vergütungsformen, Honorarregelungen) verbunden mit **steuerlichem Know-How** (z. B. Gewerbesteuer, Körperschaftssteuer).

Bei jedem Projekt wird geprüft, ob zur Sicherung einer höchstmöglichen Gutachtensqualität zusätzlich Kooperationspartner wie Wirtschaftsprüfungskanzleien oder auf Medizinrecht spezialisierte Kanzleien konsultiert werden.[14]

---

[14] http://www.klock-kuechler.de/bewertung_mvz.htm, (Stand: 23.11.2013)

I Literatur

Halbe, B., Jeibmann, M., et. al, (2011), Medizinische Versorgungszentren: rechtliche, steuerliche und betriebswirtschaftliche Aspekte bei Gründung und Gestaltung, S. 2-157

Pelleter, J., Sohn, S., Schöffski, O., (2005), Medizinische Versorgungszentren – Grundlagen, Chancen und Risiken einer neuen Versorgungsform, Schriften zur Gesundheitsökonomie, Band 7, HERZ Verlag, Burgdorf, S. 1-168

Lindlar, K., (2007), Management Medizinischer Versorgungszentren, Arbeitsbericht Nr. 9, Köln, URL: http://www.econbiz.de/archiv/k/uk/sgesundheit/management_medizinischer_versorgungszentren.pdf, (Stand: 14.11.2012)

BT-Drucks. 353/06, S. 45, zit. nach: Frehse, M.,

(2011), in: GesundheitsRecht 5/2011 –
Rechtsfragen der vertragsärztlichen
Teilzulassung nach § 19a Ärzte-ZV, S. 278-283

Renger, (2012e), Der Umsatz im MVZ unter

Unternehmensführungsgesichtspunkten, in:

GRIN

http://mvz-recht.de/, (Stand: 14.08.2011)

http://www.klock-

kuechler.de/bewertung_mvz.htm, (Stand:

23.11.2013)

http://www.medizinerconsulting.de/kooperatione
n.html

Köbler, S., (2011), Die Beteiligung
Berufsfremder an Arztpraxen, Apotheken und
anderer Heilberufsunternehmen – Fremdbesitz /
Fremdbetrieb / Fremdnutzung, S. 306-307,
(Diss. Uni Mannheim 2010), Duncker &
Humblot, Berlin

II Zum Autor

Fabian RENGER, M.A. in Management / International Business; geboren 1979; Studium der Betriebswirtschaftslehre in Bamberg, Leipzig, Aalen, Seminarstudium in St. Gallen; seit 2009 Leiter der Controlling-Abteilung im MVZ Ärztepartnerschaft Dr. Renger, Dr. Becker in Heidenheim.

Forschungsschwerpunkte: Controlling in Medizinischen Versorgungszentren, Typologieentwicklung, Human Resources Solutions